AF297884

MÉMOIRE

SUR

DE NOUVEAUX INSTRUMENTS

DESTINÉS A L'EXTRACTION

DES DENTS ET RACINES,

Présenté à l'Académie Royale des Sciences

Par M. BAUDEQUIN,

CHIRURGIEN DENTISTE DE PARIS.

Suivi du rapport fait à l'Académie, dans la séance du lundi 25 Novembre 1833, par MM. les Barons BOYER, DUPUYTREN et LARREY.

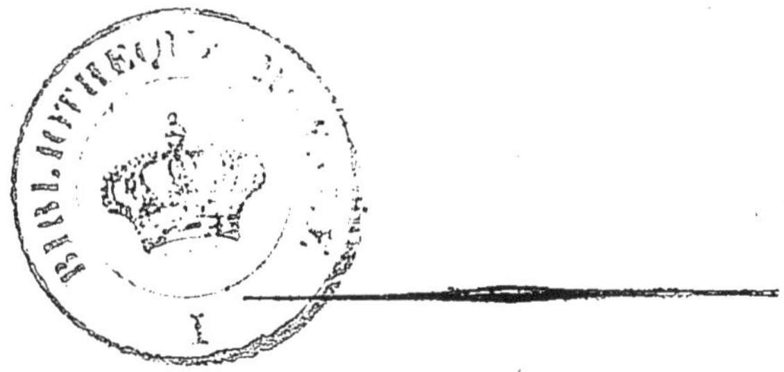

PARIS.

CHEZ L'AUTEUR, RUE SAINT-HONORÉ, N° 353;
ET CHEZ J. B. BAILLIERE, LIBRAIRE,
RUE DE L'ÉCOLE DE MÉDECINE, N° 13 BIS.

1833.

MÉMOIRE

SUR DE NOUVEAUX INSTRUMENTS ,

DESTINÉS A L'EXTRACTION

DES DENTS ET RACINES,

Présenté à l'Académie Royale des Sciences

Par M. BAUDEQUIN ,

CHIRURGIEN DENTISTE, DE PARIS.

L'EXTRACTION des dents, par sa fréquence , par la douleur qu'elle cause et par les accidents qu'elle peut occasioner, est, je crois, une opération assez importante pour que j'ose vous entretenir des moyens dont on se sert pour l'exécuter.

Cette opération toute simple qu'elle paraît dans beaucoup de cas, et malgré son apparence purement mécanique, offre souvent de grandes difficultés, même pour l'opérateur qui possède , avec les connaissances de l'homme de l'art, de la dextérité manuelle et de la pratique ; il se trouve quelquefois par l'insuffisance des moyens, dans l'impossibilité d'achever l'opération ; et malgré qu'il n'y ait pas positivement de sa faute, son amour-propre doit souffrir du manque de ressources, de son art. L'homme dont la réputation n'est pas encore établie redoute, plus que tout autre, l'opinion du public : celui-ci ne juge ordinairement que d'après ce qui tombe sous ses sens ; et, selon lui, rien ne doit être impossible à la science.

Aussi, celui qui se voue exclusivement à l'art du dentiste , quoique cette opération soit quelque peu ingrate pour lui, il doit la regarder comme très importante pour sa réputation. Il doit tâcher d'arriver à des résultats qui ne laissent, autant que possible, rien à désirer.

Parmi les instruments de chirurgie pour l'extraction des dents, qui ont été inventés jusqu'à ce jour (et le nombre en est fort grand), il y en a, sans doute, de très ingénieux. Ceux dont l'utilité a été le plus généralement reconnue et qui sont le plus en usage, sont : la clef de Garengeot, le Pélican, les divers daviers, le pied de biche, le levier pyramidal, etc. Malgré les changements que plusieurs praticiens distingués y ont apportés, ils laissent encore d'autant plus à désirer, qu'ils sont, dans quelques cas , insuffisants. Les efforts que font tous les jours plusieurs dentistes, pour en créer des meilleurs, en sont une preuve incontestable.

J'ai lu en 1828, au cercle médical de Paris, un mémoire sur des instruments de mon invention. Ces instruments étaient des leviers de second genre, et avec lesquels la pression, sur le point d'appui , se trouvait diminuée de tout l'effort de la puissance (avantage de ce levier). Et ils n'occasionaient point une contusion sur la gencive, comme le fait la clef de Garengeot, qui est un levier de premier genre, et dont la pression que la résistance nécessite sur la gencive se trouve accrue de tout l'effort de la puissance. Mais ces instruments trop volumineux épouvantaient le malade , et la nécessité d'en avoir de beaucoup de dimensions étaient des inconvénients, qui me les ont fait en partie abandonner.

Je suis parvenu, depuis, à leur substituer une nouvelle forme, et la seule inspection suffira je crois, pour en apprécier les avantages.

Ils se composent, 1º d'un levier, qui est une branche à crochet montée sur un manche; 2º d'un hyppomochlion qui sert de point d'appui au premier. Ce dernier est encore un peu plus volumineux que la clef, mais on ne court pas les risques, comme avec celle-ci, telle force qu'on soit obligé d'employer, de luxer ou fracturer les mâchoires ni d'extraire une dent pour une autre, ou d'en emporter deux à la fois. La pression du point d'appui étant répartie sur plusieurs points, la gencive se trouve peu comprimée. L'extraction se fait graduellement dans une direction moins renversée, qu'avec la clef, et la dent vient avec moins d'efforts et par conséquent avec moins de douleur.

Cinq années d'expérience m'ont prouvé que, dans les cas qui exigent l'emploi de beaucoup de force, ces instruments sont infiniment supérieurs à la clef et au pélican, qui sont alors employés.

Ce n'est pas seulement sur ces instruments que j'ai voulu attirer votre attention; c'est plus particulièrement sur un autre petit instrument propre à extraire les racines, dans des cas difficiles où elles n'offrent aucune prise pour être saisies avec les instruments en usage, ce qui nécessite ordinairement de négliger l'opération.

Vous savez combien ces racines peuvent devenir nuisibles, et s'il arrive souvent qu'elles paraissent ne causer aucune gêne, c'est qu'il n'y a pas toujours d'inflammation remarquable : mais les parties voisines sont toujours en lutte avec ces corps qui ont perdu leur vitalité, et elles cherchent par leurs efforts, si je peux m'exprimer ainsi, à les rejeter au dehors.

Chez les personnes fortes et bien constituées, l'influence d'une ou de deux racines isolées est inappréciable; mais chez celles d'une santé faible et délicate, elles constituent une maladie chronique dont l'intensité est en raison du nombre des racines, ce qui se reconnaît par différens symptômes, sur-tout par une auréole à la gencive autour de ces racines. Cette lutte entre la maladie des gencives, des alvéoles, des fibres articulaires et ces racines, dure communément de quinze à vingt ans, avant que celles-ci ne soient entièrement expulsées, sans que le malade n'éprouve de douleur bien remarquable. Mais souvent aussi il survient une épulie sur la gencive, ou un tubercule qui croit au centre de la racine et peut devenir assez volumineux pour empêcher la mastication. D'autres fois cet état chronique des gencives devient inflammatoire et il se forme sur celles-ci ou sur la joue des phegmons qu'on nomme parulies, qui ne cessent que pour retourner à l'état chronique si on n'a pas fait l'extraction de ces mêmes racines. Souvent la suppuration continue et forme des fistules. Je n'en finirais pas si je voulais parler de l'influence des maladies des dents et des racines, sur les maladies des yeux, des oreilles, des sinus maxillaires et sur les névragies faciales dites tic douloureux, etc.

Je sais bien que lorsqu'il est survenu une inflammation, une fistule, les fibres des racines se relâchent considérablement et qu'on parvient à en faire l'extraction, mais c'est souvent avec beaucoup de peines et de grandes douleurs. Et souvent aussi on s'abstient de tenter l'extraction de certaines racines par la crainte, qu'en ne parvenant pas à les extraire, d'y apporter de l'irritation et d'augmenter la douleur qu'on ressentait d'abord. Mais y laissant ces racines, les conséquences en sont toujours nuisibles et les secours que l'on peut donner au malade ne sont, tout au plus, que palliatifs.

C'est autant sur l'observation des cas où j'ai appliqué cet instrument, que je crois aussi important de vous entretenir que de l'instrument lui-même.

On s'est souvent récrié contre cet acident où une portion du bord alvéolaire a été emportée avec la dent pendant l'extraction de celle-ci; et c'est avec raison quand on peut en accuser la maladresse de l'opérateur ou l'imperfection de l'instrument. Cependant, il y a deux choses à observer : 1° sans parler des dents barrées qui sont constamment une des causes de cet accident , lorsqu'il y a adhérence de la paroi alvéolaire avec la dent, et c'est toujours dans cette circonstance que cela a lieu , il est impossible qu'une lame osseuse qui n'est, le plus souvent, pas plus épaisse qu'une forte feuille de papier, et adhérante quelquefois dans presque toute l'étendue de la racine ne se rompe pas. 2° C'est qu'il ne résulte de cet accident le plus souvent aucun inconvénient grave. S'il reste une esquille détachée dans la plaie, elle se nécrose et excite de la suppuration jusqu'à ce qu'elle soit rejetée au dehors; si l'esquille emportée s'étend jusqu'aux dents voisines , cet accident diminue certainement quelque peu leur solidité, et la portion de l'os maxillaire fracturée cause une inflammation quelque peu douloureuse , mais qui se passe bientôt.

Ces considérations m'ont porté à croire qu'on pouvait hasarder d'entamer une des parois de l'alvéole pour en extraire la racine. Mais il fallait un instrument qui exécutât l'opération d'un seul coup, car on ne se décide ordinairement à se soumettre à la douleur qu'elle cause , qu'autant qu'elle ne devra durer que deux à trois secondes.

L'instrument que j'ai inventé, et que voici, est un crochet à bec tranchant articulé, monté sur un manche et s'adaptant à la clef de Garengeot. Il divise la gencive par une petite incision ainsi que la paroi extérieure de l'alvéole, comme la plus mince et la plus propre à subir cette opération et dans une étendue circonscrite, et fait sortir la racine d'un même coup. La plaie qui en résulte se cicatrise ordinairement dans quelques jours, à peu près comme dans l'extraction d'une dent ordinaire.

Je fis pour la première fois usage de cet instrument pour une jeune personne de vingt-deux à vingt-trois ans. Elle désirait une pièce artificielle pour remplacer cinq dents qui lui manquaient à la partie antérieure de la mâchoire supérieure. Elle avait encore toutes les racines de ces dents, sur lesquelles elle avait déjà porté des dents à pivot. Ces racines étaient détériorées au point d'occasioner de la suppuration, ce qui apportait un tel relâchement dans les autres dents, que plusieurs d'entre elles vacillaient. Cette personne voulait qu'on lui mît des dents par dessus toutes ces racines, comme une pièce qu'elle avait déjà fait faire en Angleterre, mais dont elle n'était pas contente. Je lui fis observer tous les inconvénients qu'il y aurait pour la conservation de ses autres dents, et que l'application de dents artificielles dans une bouche malade était généralement une chose pernicieuse pour la santé, et que d'ailleurs cela ne pouvait être aussi bien fait ni aussi durable ; qu'il fallait absolument, et dans ses intérêts, qu'elle consentît à l'extraction de toutes ses racines. Elle s'y détermina enfin, et avec d'autant plus de peine, qu'un médecin de ses parents, en Angleterre, en qui elle avait grande confiance, lui avait dit : qu'il était avantageux de conserver les racines des dents pour empêcher le bord alvéolaire de s'affaisser. Erreur bien générale dans ce pays là, et d'autant plus grande, que les maladies inévitables de ces racines, absorbent le bord alvéolaire et occasionent une plus grande dépression encore que si on les avait ôtées plus tôt.

La première racine que je lui ôtai, était celle d'une incisive latérale, celle du côté droit de la mâchoire supérieure, comme il a été dit. Cette racine creusée en ruche, et dont les bords amincis n'arrivaient pas jusqu'aux bords de l'alvéole, était sensible à la pression, et fournissait du pus. Je ne voyais pas d'instrument plus propre à en faire l'extraction qu'une vis qu'on nomme tire-fond, malgré que l'action de visser cet instrument soit des plus douloureuses. Mais vu que les parois de cette racine n'offraient pas assez de résistance et que le fond ne permettait pas à la vis de s'introduire, mes tentatives furent infructueuses.

On hésite toujours lorsqu'on n'a pas l'expérience pour soi; mais à défaut d'autre moyen, je me décidai alors à employer mon nouvel instrument qui venait d'être terminé. Le succès dépassa mes espérances : la malade éprouva bien moins de douleur que dans mes essais avec le tire-fond. En général, la douleur n'est pas plus considérable que celle qu'occasione communément l'extraction d'une dent ordinaire ; le plus souvent même moins. Une autre racine d'une petite molaire du côté gauche de la même mâchoire était dans le même cas ; j'en fis l'extraction avec ce même instrument et avec le même succès. Les autres racines n'offrant pas les mêmes difficultés, furent ôtées avec mes autres instruments, le tout dans une même séance. J'ordonnai un gargarisme d'abord avec une légère décoction de guimauve tiède acidulée, puis après que l'inflammation fut passée, avec de la teinture de quinquina rouge ; et après quatre jours les plaies étaient déjà assez cicatrisée, pour permettre de prendre modèle avec de la cire ramollie.

Depuis ce temps j'ai employé cet instrument dans différents cas, et toujours avec le même succès, lors même que des racines avaient été cassées dans le fond de l'alvéole et qu'on avait infructueusement tenté leur extraction avec les autres instruments. Dans une seule circonstance j'ai été obligé d'appliquer une seconde fois l'instrument, faute d'avoir pris assez avant la première; la plaie se cicatrisa tout aussi promptement.

Je n'ai plus qu'un mot à ajouter sur la clef de Garengeot. Pour avoir cru nécessaire d'inventer de nouveaux instruments, je ne néglige pas toujours de me servir de ceux qui sont en usage; et la clef qui a de si graves inconvénients lorsqu'il faut employer beaucoup de force, est très propre lorsqu'une dent est isolée, ou qu'elle ne suppose pas une résistance trop forte. Cependant j'ai cru devoir y apporter un changement très utile, même pour ceux qui s'en servent exclusivement. Ce changement consiste dans un appendice au crochet qui facilite son application; il procure la facilité de conduire plus sûrement le tranchant du crochet sur le col de la dent jusque sous la gencive et à l'y maintenir.

J'aurais bien encore quelque chose à dire sur les dimensions strictes de la clef et sur-tout des crochets, et sur leurs formes, que les fabricants d'instruments confectionnent avec des idées vagues sur la précision qu'ils doivent avoir; mais je craindrais d'abuser plus long-temps de votre attention; et comme j'ai déjà fait des cours, où j'ai détaillé toutes ces circonstances, et que je me propose d'en faire encore, je m'abstiens de plus longs détails à ce sujet.

Si l'Académie juge le sujet de mon mémoire digne d'être examiné par une commission, j'aurai l'honneur de donner à messieurs les commissaires toutes les explications qu'ils pourraient désirer, et de faire devant eux des expériences qui pourront les mettre à même d'apprécier le mérite de mes instruments.

INSITTUT DE FRANCE.

ACADÉMIE ROYALE DES SCIENCES.

Le secrétaire perpétuel de l'Académie, pour les Sciences naturelles certifie que ce qui suit est extrait du procès-verbal de la séance du lundi 25 Novembre 1833.

RAPPORT

Sur de nouveaux instruments destinés à l'extraction des dents et racines de l'invention de M. BAUDEQUIN , chirurgien dentiste. Commissaires : MM. BOYER, DUPUYTREN et LARREY.

C'est à l'époque où l'Académie de chirurgie était arrivée à son plus haut degré de splendeur, que l'art du dentiste, entièrement abandonné aux empiriques, s'éleva à son tour et fut successivement exercé par des praticiens distingués ; et certes, cette branche de l'art de guérir, est bien digne de l'attention du médecin et du public, puisqu'elle a essentiellement pour objet de nous soustraire aux douleurs les plus vives, souvent intolérables, que des dents cariées peuvent occasioner dans toutes les périodes de la vie.

Le principal moyen, ou le plus efficace pour faire cesser ces douleurs, étant l'extraction de ces dents, opération cruelle par elle-même, on a cherché de tout temps les moyens de la simplifier et de la rendre aussi prompte que peu douloureuse : aussi un grand nombre d'instruments a-t-il été successivement imaginé pour atteindre ce but : le vrai moyen d'y parvenir, après avoir coupé ou séparé circulairement l'adhérence de la

gencive du collet de la dent 1er, est de l'extraire per-
pendiculairement ou dans une direction parallèle à son
axe. Cependant, malgré les modifications nombreuses
qu'on a fait subir aux instruments usités jusqu'alors,
ils ne nous paraissent pas encore remplir parfaitement
cette indication, du moins pour les dents incisives,
canines et les premières molaires. Les instruments que
M. Baudequin, chirurgien dentiste, a soumis au juge-
ment de l'Académie, et que vous nous avez chargés
d'examiner, MM. Boyer, Dupuytren et moi, semblent
néanmoins avoir atteint ce but. Ce dentiste les a mis en
usage sous nos yeux, d'abord sur le cadavre, ensuite
sur le vivant, et nous avons répété nous-mêmes ces
essais.

Ces instruments consistent, 1° dans une branche à
crochet montée sur un manche et formant un levier;
2o dans un anneau ovalaire en acier servant de point
d'appui à ce levier que l'auteur appèle hyppomochlion.
Il y en a de différentes formes et grandeurs pour les
côtés droit et gauche, l'ouverture variable de la bouche et l'âge des sujets. Ce dernier instrument s'ap-
puyant sur plusieurs points du rebord alvéolaire, la
gencive se trouve peu comprimée, en même temps que
cet anneau métallique garni de gomme élastique, offre
un point d'appui solide à la branche du crochet qu'on
implante sous le collet de la dent qu'on arrache ensuite lentement avec une grande facilité, et dans une
direction verticale ou perpendiculaire, selon que la
dent appartient à la mâchoire supérieure ou à l'in-
férieure.

Ce procédé convient parfaitement pour l'extraction
de toutes les dents des deux mâchoires, si nous en ex-
ceptons les deux dernières molaires de chaque côté et
sur-tout les dents de sagesse, parce que cet hyppomochlion ne peut être appliqué sur les points éloignés des

mâchoires 2ᵉ; d'ailleurs ces dernières peuvent s'extraire avec les mêmes avantages, à l'aide de la clef de Garengeot perfectionnée par Spense, chirurgien Anglais. Cette perfection consiste dans le défaut du rapport du chevet de cet instrument destiné à former le point d'appui avec le crochet, en sorte que ce point se fait sur la dent voisine et antérieure de celle qu'on doit arracher. Nous supposons que c'est celle de sagesse; l'extraction s'en fait d'autant plus facilement et dans la direction que nous avons indiquée, qu'elle a de très courtes racines, et que son implantation aux mâchoires est inclinée en dedans.

Pour l'extraction des autres dents, cette clef, le davier, le pélican ou la pince n'offrent pas les avantages du procédé de M. Baudequin. Avec les premiers instruments, on est même exposé à les rompre et à fracturer la mâchoire, lorsqu'il faut extraire de grosses molaires dont les racines sont écartées ou qui ont contracté des adhérences profondes avec les alvéoles, tandis qu'avec le crochet de cet artiste qui forme un levier de la première espèce appuyé sur son hyppomochlion, la dent, quoique adhérente à l'alvéole, est arrachée sans de grands efforts et dans la ligne perpendiculaire. Une très petite fraction du bord de cette cavité osseuse reste continue à la dent 3ᵉ et quelques fortes que soient les racines elles restent intactes.

2º M. Baudequin a imaginé aussi un autre instrument pour extraire, du fond des avéoles, des portions de racines de dents qui y sont quelquefois ensevelies de manière à ne pouvoir les saisir ou les extraire avec la pince ou le pied de biche. Cet instrument a pour objet spécial de couper de dehors en dedans la gencive et le bord de la paroi alvéolaire, pour aller saisir le chicot et en faire l'extraction du même coup. Nous n'avons pas eu l'occasion de faire faire l'application de ce

dernier procédé sur le vivant; mais il nous a paru parfaitement atteindre le but sur le cadavre, et nous le
croyons d'une exécution d'autant plus facile, que les cou-
pures des gencives sont peu douloureuses et exemptes
d'inflammation.

En nous résumant, nous pensons que le perfection-
nement apporté par M. Baudequin à la partie instru-
mentale de la chirurgie dentaire mérite l'approbation
de l'Académie quant aux principes : Une expérience
prolongée peut seule prononcer sur l'exécution plus
ou moins facile de l'opération. 4ᵉ

Signé à la minute : BOYER, DUPUYTREN et LARREY ,
Rapporteurs.

L'Académie adopte les conclusions de ce Rapport.

Certifié conforme ,

Le Secrétaire perpétuel pour les sciences naturelles ,

FLOURENS.

NOTES.

1re Cette opération préalable de détacher la gencive du collet de la dent, n'est pas toujours indispensable.

2e Ces instruments, il est vrai, ne sont pas toujours à préférer pour l'extraction des dernières molaires, dites dents de sagesse ; mais c'est par erreur que M. le rapporteur dit que ces instruments ne s'appliquent pas aux dernières dents, car ils peuvent servir pour toutes.

3e Ce n'est que quand il y a adhérence du bord alvéolaire avec la racine de la dent, qu'une petite fraction de ce bord reste continue à la dent.

4e Un homme adroit peut se servir de chaque instrument, quel qu'il soit ; et si, selon le cas, nous nous déterminons dans le choix d'un nstrument quelconque, ce doit toujours être dans l'intérêt de l'opéré, c'est-à-dire le moyen de lui faire le moins de mal possible, et l'habitude seule peut rendre facile son application.

IMPRIMERIE D'HIPPOLYTE TILLIARD, RUE DE LA HARPE, N° 88.